AF297902

Obstruction intestinale par cancer de l'intestin

ANUS CONTRE NATURE

Nouveaux phénomènes d'obstruction deux ans plus tard.

L'orifice de l'anus artificiel est oblitéré par une tumeur pelvienne.

MORT PAR CACHEXIE — AUTOPSIE

PAR

M. J. DRUCBERT, interne des Hôpitaux.

LILLE

TYPOGRAPHIE ET LITHOGRAPHIE LE BIGOT FRÈRES

Rue Nationale. 68, et rue Nicolas-Leblanc 25

1900

Obstruction intestinale par cancer de l'intestin

ANUS CONTRE NATURE

Nouveaux phénomènes d'obstruction deux ans plus tard.

L'orifice de l'anus artificiel est oblitéré par une tumeur pelvienne.

MORT PAR CACHEXIE — AUTOPSIE

PAR

M. J. DRUCBERT, interne des Hôpitaux.

LILLE

TYPOGRAPHIE ET LITHOGRAPHIE LE BIGOT FRÈRES
Rue Nationale, 68, et rue Nicolas-Leblanc. 25

1900

Obstruction intestinale par cancer de l'intestin. — Anus
contre nature. — Nouveaux phénomènes d'obstruction
deux ans plus tard. L'orifice de l'anus artificiel est
oblitéré par une tumeur pelvienne. — Mort par cachexie.
— Autopsie.

Par M. **J. Drucbert**, interne des Hôpitaux.

Observation. — T... Arnolda, âgée de 44 ans, entre
le 17 novembre 1897 dans le service de M. le professeur
Dubar pour des phénomènes d'obstruction intestinale.

Jusqu'à la fin d'octobre, cette femme dit avoir toujours été bien portante. Elle a eu deux enfants qui sont
venus à terme. Les suites de couches ont été normales :
pas de péritonite. Pas de fausses couches. La méno-
pause s'est établie sans troubles sérieux à l'âge de 41
ans.

Elle n'avait jamais ressenti de douleurs abdomi-
nales et allait assez régulièrement à la garde-robe,
plutôt un peu constipée, quand le 31 octobre, sans
aucune cause occasionnelle, la malade fut prise de vio-
lentes coliques, de ballonnement du ventre, sans
vomissements.

Elle se soigna chez elle avec des émollients, des
lavements et des purgatifs. Après 9 jours de consti-
pation opiniâtre, elle eut une selle qui fut suivie d'une
rémission dans les phénomènes douloureux. Mais le
ventre resta tendu, ballonné.

Le 11 novembre, elle entre en médecine dans le
service de M. le professeur Combemale. Tous les

moyens médicaux pour obtenir de nouvelles garde-robes restent sans résultat. L'état général de la malade s'aggrave rapidement M. COMBEMALE la fait passer en chirurgie le 17 novembre

La malade est très amaigrie ; les traits sont tirés, les yeux caves cerclés de noir ; les extrémités refroidies, le pouls petit, très fréquent.

L'abdomen est considérablement distendu. Les anses intestinales se dessinent volumineuses sous les téguments. Quelques-unes donnent à la percussion une sonorité tympanique, d'autres, particulièrement à pɹoite, sont absolument mates.

La malade n'a pas eu de garde-robe depuis le 9 novembre ; elle n'a pas rendu de gaz par l'anus depuis au moins huit jours. Des vomissement sd'abord bilieux se sont montrés, ils sont fécaloïdes depuis 48 heures.

L'existence d'une obstruction intestinale n'est pas douteuse. Mais quelle est la nature et le siège de l'obstruction ? Au point de vue de la nature, il faut rester dans le doute. Si les accidents paraissent avoir éclaté brusquement et peuvent faire penser à une bride, à une torsion de l'intestin, il faut considérer que 9 jours après les premiers symptômes la malade a eu une garde-robe, que l'obstacle s'est donc laissé franchir momentanément, pour fermer ensuite de nouveau l'intestin d'une manière hermétique. Les antécédents de la malade ne nous permettent pas de songer longtemps à une bride ou à une coudure de l'intestin produite par des adhérences. Elle n'a jamais eu de péritonite. La malade déclare qu'il n'y avait pas de sang dans sa garde robe du 9 novembre, qu'elle n'en a jamais rendu par l'anus. Aussi, bien que la palpation ne laisse percevoir en aucun point de tumeur abdominale, bien que le toucher rectal pratiqué très haut ne révèle aucun obstacle, on fait des réserves en ce qui concerne l'existence possible d'une tumeur intestinale.

Au point de vue du siège de l'obstacle, nous ne pouvons dire qu'une chose, c'est qu'il se trouve très probablement sur le gros intestin, en raison de la forme et du développement de l'abdomen, mais assez haut car les lavements donnés avec la canule rectale pénètrent sans difficulté. En tenant compte des douleurs ressenties au début par la malade dans la partie supérieure du ventre, on doit admettre que l'obstacle est très probablement sur le côlon transverse.

Comme l'état général de la malade est extrêmement alarmant et qu'il ne saurait permettre une intervention de longue durée, M. Dubar décide qu'il faut courir au plus pressé et, en raison du siège probable de l'obstacle, établir un anus dans la fosse iliaque droite ; quitte à lever plus tard l'obstacle, s'il est démontré par la marche de la maladie qu'il ne s'agit pas d'un cancer.

La malade est opérée le 18 novembre. On arrive sur une anse instestinale énormément distendue, qui remplit toute la fosse iliaque. L'ouverture de cette anse est abouchée à la peau. Il s'écoule immédiatement et pendant toute la journée une quantité assez notable de matières brunâtres, bien liées. Les vomissements cessent et la malade peut supporter un peu de bouillon. Néanmoins la détente n'est pas complète. Un certain nombre d'anses intestinales continuent à se dessiner très volumineuses sous la peau. Le doigt, introduit dans l'anus artificiel, se meut librement dans l'intestin et ne sent pas de matières dures formant bouchon. En revanche, le doigt sent au-dessous de l'anse abouchée à la peau, une résistance très nette. La pression exercée sur l'abdomen au niveau des anses distendues n'amène aucune issue de matières par l'anus artificiel. Il ne peut donc s'agir là d'une paralysie de l'intestin ; il faut admettre quelque plicature qui s'oppose à l'issue des matières.

M. Dubar, constatant le 20 novembre, au matin, que la situation ne s'est pas modifiée, se résout à faire à la paroi abdominale une seconde ouverture au dessous et en dehors de la première, en se rapprochant davantage de l'épine iliaque antéro-supérieure.

Cette incision le conduit sur une anse distendue du gros intestin, reconnaissable à ses bandelettes longitudinales. Il l'abouche à la peau et en pratique l'ouverture. Ce deuxième anus contre nature donne issue immédiatement et pendant quatre à cinq jours à une quantité extrêmement considérable de matières épaisses, brunâtres et molles. Plusieurs fois par jour on est obligé d'enlever le pansement qui en est rempli. On ne saurait croire la quantité extraordinaire des matières qui étaient accumulées dans l'intestin.

A partir de ce moment, l'état général de la malade s'améliore rapidement. L'appétit et les forces sont récupérées en quelques semaines. Le premier anus contre nature se ferme rapidement : le second, au contraire, fonctionne avec une régularité parfaite.

Lorsque le ventre fut détendu et redevenu souple, l'examen le plus attentif ne put faire découvrir le plus léger empâtement, la plus petite tumeur circonscrite.

Vers le mois de mai 1898, l'opérée ayant eu plusieurs selles, peu abondantes d'ailleurs, par les voies naturelles, demande si on pourrait la débarrasser de l'anus contre nature. De grands lavements administrés par le rectum laissent passer un peu de liquide par l'anus iliaque, mais réveillent des douleurs. On engage la malade à attendre à plus tard, ce qu'elle accepte d'autant plus volontiers qu'elle ne souffre pas et que, somme toute, satisfaite de son état, elle craint une nouvelle opération.

Cette femme vaquait sans trop de gêne à ses occupations, quand le 19 août 1899, de nouveaux accidents s'étant déclarés, elle est obligée de rentrer dans le service.

Quand nous l'examinons, il y a huit jours que son anus iliaque est tari : la malade est affaiblie, cachectisée ; son ventre est distendu par les gaz, tympanique. La matité des flancs indique un léger épanchement ascitique ; l'intestin fait un peu hernie au niveau de l'anus artificiel.

Malgré l'état précaire de la malade, une intervention s'impose. Le ventre est tellement tendu qu'on ne peut avoir d'indications sur le siège de la nouvelle obstruction, mais le flanc droit est plus résistant que le gauche à la palpation, et le cul-de-sac droit du vagin est comblée par une masse qui refoule l'utérus et la vessie vers le côté gauche.

Le 30 août 1899 M. GAUDIER, professeur agrégé, suppléant M. DUBAR, pratique une laparotomie médiane. Il s'écoule, à l'ouverture du péritoine, environ deux litres d'un liquide louche, sanguinolent et fétide. Les anses intestinales sont fortement injectées, des fausses membranes les agglutinent. Toute la partie droite du petit bassin est occupée par une énorme masse mollasse, adhérente partout, impossible à pédiculiser, profondément enfouie dans le ligament large. Cette masse remonte assez haut pour comprimer le cœcum et la portion terminale de l'iléon contre la paroi abdominale.

Inutile de songer à enlever radicalement pareille tumeur ; l'état de la malade ne permet pas de longues manœuvres. Après libération des anses intestinales adhérentes et ligature de la corne utérine, la masse est enlevée par arrachement ; elle se déchire du reste sans difficultés. On fait ainsi une sorte de curage du ligament large. Les vaisseaux qui saignent sont liés ou touchés au thermocautère.

Pour plus de rapidité, la paroi abdominale est fermée par une suture en un seul plan au moyen de fils d'argent. La plaie opératoire est protégée par un badigeonnage de collodion Un pansement sommaire qu'on devra changer souvent recouvre le tout ; la débâcle commence.

La malade ne s'est guère ressentie de son opération, la température est toujours restée inférieure à la normale. En deux jours, le ventre est revenu à ses proportions ; le flux des matières a diminué et est devenu régulier.

Pourtant, les forces ne reviennent pas ; la malade ne souffre pas, mais elle mange à peine, sa maigreur augmente de plus en plus et la cachexie finit par l'emporter le 24 octobre 1899, soit cinquante-cinq jours après la seconde intervention, presque deux ans après la première.

Autopsie. — Le 26 octobre. A l'ouverture de l'abdomen, on ne trouve pas de liquide ascitique. L'épiploon rétracté n'ayant plus que quatre centimètres, adhère à la paroi. On constate tout d'abord que le côlon transverse est abaissé ; il décrit une courbe dont la convexité descend à trois travers de doigt du pubis. Les anses d'intestin grêle sont agglutinées entre elles par des adhérences plus ou moins résistantes.

En parcourant le tube digestif, on remarque : un *estomac* en bissac, dilaté surtout au niveau de la grande courbure.

Le *duodénum* et le *jéjunum* sont normaux ; vers la portion initiale de l'*iléon*, on trouve au niveau de l'insertion mésentérique un petit noyau cancéreux avec légère rétraction à ce niveau des tuniques intestinales. Les dernières anses de l'iléon viennent plonger dans le petit bassin, adhérant fortement entre elles, au rectum et aux ligaments larges. Tout le mésentère est farci de ganglions atteignant le volume d'un pois.

Le *cœcum* est intimement fixé à la paroi ; c'est lui qui a servi à faire l'anus contre nature. Un doigt introduit dans cet anus, passe facilement dans le côlon ascendant, mais la valvule de BAUHIN s'oppose à sa pénétration dans l'iléon.

Le *côlon ascendant* est normal, il a treize centimètres de circonférence ; il occupe sa situation normale.

Le *côlon transverse* est prolabé, en sorte que les angles hépatique et splénique sont devenus des angles aigus. Ici encore le calibre intestinal est normal.

L'angle splénique du côlon est occupé par un foyer enkysté, de la grosseur du poing. A cet endroit la paroi intestinale est détruite sur neuf centimètres de longueur ; cette perforation, produite sans doute lentement par compression, a déterminé une péritonite localisée ; d'où ce foyer à contenu sanieux.

Sur la face opposée à la perforation existe une tumeur du volume d'une noix, infiltrant les tuniques intestinales et fixant le côlon au tissu cellulaire péri-rénal. Cette tumeur est entourée d'autres plus petites, en plaques, paraissant plutôt être sous-muqueuses.

Le *côlon descendant* est considérablement réduit de calibre, il n'a que quatre centimètres et demi de circonférence, c'est-à-dire la grosseur d'un doigt.

L'*anse sigmoïde* et le *rectum* ont subi la même atrophie.

Dans le petit bassin, le *ligament large gauche* est intact ; l'ovaire et la trompe ont été enlevés au cours de la seconde intervention.

Dans le *ligament large droit*, la tumeur a repullulé ; elle forme trois à quatre noyaux du volume d'une mandarine ; ces noyaux sont friables, l'un d'eux déchiré a répandu une bouillie grisâtre parmi les enses agglutinées de l'iléon.

L'*utérus* est petit, scléreux, la *vessie* un peu refoulée à gauche.

Le *rein gauche* est de volume normal, mais flasque ; sa capsule adhère à la tumeur intestinale. Le *rein droit* est atrophié ; la substance corticale est disparue en grande partie. Pas de noyaux cancéreux dans aucun de ces organes.

La *rate* est petite, adhérente à la paroi postérieure de l'estomac ; sa surface présente quelques petits noyaux.

Le *foie* adhère légèrement à la paroi, mais plus solidement à l'intestin. Il contient quelques noyaux secondaires peu volumineux ; un seul atteint le volume d'un œuf de pigeon. Ces noyaux fibreux au centre, sont de consistance mollasse à leur périphérie. Les ganglions du hile sont envahis. L'examen histologique a montré une dégénérescence graisseuse très prononcée des cellules hépatiques.

La *vésicule biliaire* est intacte, elle ne contient pas de calculs.

A l'ouverture du thorax, pas d'épanchement dans la *plèvre*, pas de noyaux sur ses feuillets.

Aux deux sommets du *poumon*, mais surtout du côté droit, on trouve de petits nodules durs, fibreux, vestiges d'une tuberculose guérie.

Examen microscopique. — L'étude histologique de la tumeur a montré qu'il s'agissait d'un épithéliome à cellules cylindriques. Les cellules sont atypiques par places, mais en certains points elles ont bien le type intestinal, elles affectent même la disposition en tubes glandulaires. Ces cellules sont étouffées dans un stroma excessivement abondant de tissu fibreux.

Quelques points de cette observation méritent d'attirer plus particulièrement l'attention.

Crespin, dans sa thèse sur l'évolution lente du cancer du gros intestin (Paris, 1895), dit que ces tumeurs sont relativement peu malignes et agissent surtout mécaniquement. Notre cas corrobore son opinion ; la tumeur, après une période de latence impossible à déterminer s'est révélée tout à coup par des phénomènes d'obstruction.

L'anus contre nature, en soustrayant la tumeur à l'irritation perpétuelle que causait le passage des matières fécales, a puissamment contribué au ralentissement de l'évolution du néoplasme.

L'opération palliative a procuré à la malade une survie de deux ans ; une opération radicale, qui comportait beaucoup plus de risques (surtout dans l'état où se trouvait la malade lors de l'opération), aurait-elle retardé davantage la venue de la récidive, de la généralisation ou de la cachexie ? Il est permis d'en douter.

L'allongement du côlon transverse qui le force à décrire un arc de cercle, est signalé dans plusieurs observations. L'absence d'éperon dans l'anus cœcal permet sans doute aux matières et surtout aux gaz de remonter dans le gros intestin, d'où une distension permanente du côlon. Le côlon transverse, qui jouit d'une extrême mobilité, subit le plus les efforts de cette distension, d'où son allongement.

Nous ferons remarquer enfin la seconde occlusion de l'intestin. Les tumeurs pelviennes causent rarement l'occlusion intestinale ; mais ici l'intestin fixé à la paroi abdominale ne pouvait fuir devant une tumeur ; le cœcum et l'iléon se sont donc trouvés comprimés entre la tumeur et la paroi.

Les circonstances les plus fâcheuses se sont réunies ; à la cachexie et à la généralisation cancéreuse, aux troubles dus à la nouvelle obstruction, s'est jointe une perforation de l'intestin au niveau de la tumeur primitive. La malade a succombé, épuisée par la résorption de tant de produits septiques.